Docteur WAHLEN

to-Vaccins et Auto-Sérums

CHEZ LES INCURABLES

PARIS

IMPRIMERIE DE VAUGIRARD

H.-L. MOTTI, Directeur

IMPASSE RONSIN, 13

1920

AUTO-VACCINS ET AUTO-SÉRUMS

CHEZ LES INCURABLES

Bien qu'il s'agisse surtout ici de donner un bref aperçu des résultats nouveaux obtenus par l'emploi chez les incurables des auto-vaccins et auto-sérums modifiés, je dirai d'abord quelques mots des perfectionnements que mes recherches m'ont amené à introduire dans la technique primitive, un peu fruste, de ces procédés.

Je rappelle que le principe de ces méthodes réside dans l'utilisation des anticorps spécifiques contenus, soit effectivement dans le sérum du malade, soit virtuellement dans des cultures microbiennes obtenues par l'ensemencement des produits pathologiques.

On sait que certains se contentèrent de réinjecter le sang total immédiatement après la prise sanguine, d'autres se servant du seul sérum expulsé par la rétraction du caillot. Disons tout de suite qu'il ne subsiste aucun doute que le caillot contienne des substances utiles spéciales, lesquelles ne se trouvent pas dans le sérum. Si, en effet, chez le même sujet, après avoir pratiqué plusieurs injections de son auto-sérum, on introduit une macération de son caillot, on obtient généralement avec la seconde série une nouvelle amélioration que ne pouvait évidemment produire la première préparation.

Est-ce à dire qu'il serait suffisant pour avoir des effets utiles marqués de tenir compte du caillot? Non, assurément; les résultats n'étant alors guère plus importants que dans l'autosérothérapie brute, soit extemporanée, soit différée.

Mais, il est possible de faire plus et mieux en agissant sur le sérum et le caillot par des actions physico-chimiques capables de libérer les substances utiles masquées par des substances antagonistes : c'est en cet ensemble de manœuvres et d'opérations de laboratoire que consiste l'activation des auto-sérums bruts, lesquels renferment à l'état inactif beaucoup plus de substances utiles variées qu'on ne peut l'imaginer.

Activation des auto-sérums bruts.

Si nous portons à 60° pendant une heure et séparément, d'une part, le sérum brut et, d'autre part, le caillot mis en suspension dans l'eau salée stérile, nous obtenons deux nouvelles préparations. Si nous les injectons mélangées à l'avance au malade qui les a fournies et consécutivement à une première série d'injections de son sérum brut, nous observerons des effets très différents suivant que cette seconde série d'injections sera commencée immédiatement après la chauffe ou bien après un temps de repos suffisant, cette dernière condition augmentant nettement l'activité nouvelle de la préparation. Au contraire, immédiatement après la chauffe, un auto-sérum ne possède aucune supériorité sur le sérum brut.

La chaleur à elle seule n'est donc pas suffisante pour mettre en liberté les anticorps utiles : l'activation consécutive, assez faible les premiers jours, augmente progressivement pendant plusieurs semaines.

C'est là un premier procédé physique simple pour activer un auto-sérum brut. Il en est d'autres très curieux, dont le plus facile est la dilution. Il suffit, en effet, de diluer un auto-sérum brut pour qu'il se montre au bout de quelques jours nettement plus actif. C'est là une constatation qui peut paraître singulière si on ne remarque que la dilution est fort capable de produire secondairement des phénomènes chimiques. Or, précisément, les actions chimiques constituent les procédés d'activation les plus puissants des auto-sérums.

Retenons cependant ceci au sujet de la dilution : si le volume de liquide surajouté est d'emblée considérable, par exemple s'il est dix fois le volume du sérum brut, la préparation est moins active que si la dilution a été lente, ménagée et progressive.

Mais les actions chimiques sont bien plus remarquables : les réducteurs, par exemple, produisent des effets d'activation souvent fort marqués et qui paraissent propres à chacun d'eux. J'ai employé le pyrogallol, les aldéhydes et alcools solubles, et aussi les métaux très oxydables comme le magnésium, le manganèse, enfin des sels ferreux et stanneux.

Les actions réductrices ne sont d'ailleurs pas les seules qui se montrent capables de produire l'activation des auto-sérums. Les oxydants à doses très ménagées paraissent avoir une valeur incontestable, quoique sans doute, plus faible. Leur emploi m'a paru beaucoup plus délicat et moins régulièrement efficace que celui des réducteurs. J'ai fait usage d'eau oxygénée, d'iode, de brome et d'acide azotique.

Procédé général pour obtenir le maximum d'effet utile.

Étant donné les remarques précédentes, voici comment je procède pour avoir le meilleur rendement : après avoir fait deux parts du sérum et aussi du caillot, j'en porte une de chaque espèce à 60° pendant une heure, les autres étant laissées à la température ordinaire. Ensuite, je fais encore deux parts de chacune de ces variétés que je dilue respectivement par les réducteurs et les oxydants, en ajoutant chaque jour une petite quantité de la solution chimique étendue et stérilisée. Au bout d'une dizaine de jours, je mélange le tout, et c'est ce mélange qui constitue l'auto-sérum activé prêt à être injecté au patient.

Ces procédés d'activation s'appliquent entièrement à l'obtention des auto-vaccins. Dès leur apparition, les auto-vaccins furent d'ailleurs préparés par chauffage, soit à 50°, soit à 60° des cultures obtenues en milieux solides par l'ensemencement des produits pathologiques. Mais je ne crois pas qu'on ait jamais encore eu recours aux actions chimiques de réduction ou d'oxydation pour augmenter la valeur incontestable d'ailleurs des auto-vaccins tels qu'on les a préparés jusqu'à ce jour.

Résultats cliniques.

Quels résultats cliniques peut-on attendre d'une pareille méthode? Les effets que j'ai observés dans des essais systématiques m'ont dans certains cas beaucoup surpris et je crois bien que plus d'un médecin — à tort — restera sceptique devant quelques-unes de mes constatations. Dans les courtes observations que je rapporte ici on verra que mes auto-vaccins ou auto-sérums ont pu améliorer des endocardites anciennes graves au point de les rendre cliniquement méconnaissables, des maladies de Brigth établies, des néoplasies surinfectées, des infiltrations tuberculeuses en complet ramollissement. On y verra que la cachexie des cancéreux peut fort bien dans certains cas être heureusement modifiée, tout aussi nettement d'ailleurs que celle de certains phtisiques confirmés.

Si de tels résultats ne sont pas toujours accusés par l'emploi d'une première préparation, il arrive souvent qu'une ou deux autres consécutives réussissent à produire des effets utiles remarquables, même dans certains cas fort difficiles.

Enfin il est des malades qui ne sont pas considérés classiquement comme des infectés et qui retirent de l'auto-sérothérapie, telle que je l'ai comprise, des béné-néfices inattendus, tels les diabétiques, les eczémateux, les psoriasiques, et une foule de patients dits arthritiques qui souffrent de séquelles post-infectieuses ou de manifestations indéterminées dans leur nature.

Bien que de telles constatations cliniques soient — pour certaines d'entre elles tout au moins et à l'heure présente — inexplicables dans leur mécanisme, elles sont effectives et cela doit suffire à fixer sur elles l'attention des chercheurs.

Parmi les nombreux cas qu'il m'a été donné d'observer, je n'en citerai que quelques-uns choisis parmi les plus typiques, les cas plus frustes ne permettant pas d'apprécier aussi bien les variations dans l'intensité des signes objectifs.

I. — Cardiopathie avec signes valvulaires marqués.

Mme F... trente-six ans, présente à l'auscultation, affirme-t-elle, un dédoublement du second bruit; c'est du moins ce que lui a dit, il y a des années déjà, le Docteur Huchard qui lui a trouvé un « bruit de caille éclatant ». En réalité quand je l'examine pour la première fois, il est impossible de rien distinguer tant le cœur est soulevé et tumultueux; l'organe affolé donne l'impression qu'il va se rompre dans un effort éperdu. La malade attire mon attention sur le battement de ses carotides, qui par leurs soubresauts incessants l'empêchent de dormir. Elle est prise fréquemment de syncopes précédées d'éblouissements pendant lesquelles le cœur après s'être calmé presque tout à coup ne bat plus que faiblement. Depuis ces dernières semaines les crises syncopales se sont rapprochées. Rien dans la poitrine, rien dans les urines; amaigrissement, anxiétés, asthénie. L'affection cardiaque aurait commencé dans l'enfance sans infection préalable accusée.

Voilà un cas évidemment fort grave : l'ancienneté et la progressivité des accidents ne laissent dans l'esprit aucun doute sur l'issue prochaine.

Voici quels furent les résultats de l'autosérothérapie poursuivie pendant près d'un an, avec cinq préparations successives. Dès la deuxième injection de la première série, je pus constater que les dires de la malade étaient bien exacts : le cœur s'était remarquablement apaisé et le dédoublement du second bruit était exceptionnellement bien frappé; vers la pointe encore fortement soulevée un grondement sourd très puissant. Les carotides ne battaient plus que faiblement et la malade n'en était presque plus gênée. Il est à noter qu'un tel effet sédatif n'aurait pu être obtenu avec aucune substance connue. Les injections de cette première série furent continuées à raison de deux par semaine pendant six semaines au cours desquelles à plusieurs reprises le dédoublement fut à peine perceptible. L'état général s'était relevé, l'asthénie et l'anxiété avaient disparu et ne reparurent plus désormais.

Il n'en fut pas de même pour les signes d'auscultation qui sans reprendre jamais l'acuité constatée au début du traitement reparurent avec une intensité notablement moindre, mais qui ne nécessita pas moins de quatre préparations successives, lesquelles semblèrent d'ailleurs inégales dans leurs effets. Actuellement, il y a près d'une année que cette malade est en traitement : il n'y a plus eu de crises et l'état général est excellent. Localement le cœur est parfois encore un peu tumultueux et soulevé, le dédoublement du second bruit étant souvent presque imperceptible.

Cette observation caractérise bien les effets qu'on peut attendre des auto-sérums en série dans une affection organique grave : début souvent brillant, suivi fréquemment d'une série de rechutes moins accusées et finalement bénéfice marqué sur la maladie.

II. — *Infection chronique généralisée ayant touché le cœur et les vaisseaux, les reins et les poumons.*

L... réformé il y a dix-huit mois avec le diagnostic de cardio-sclérose. L'auscultation du cœur ne révèle rien qu'un assourdissement et une faiblesse des bruits normaux. Du côté de la poitrine: matité à droite dans toute la hauteur du thorax; au niveau de la base gauche quelques râles fins disséminés. L'urine contient une petite quantité d'albumine (0, 80 par litre). Les membres inférieurs présentent un œdème persistant, qui, à certains moments, envahit légèrement la paroi abdominale. Le régime extrêmement sévère et les traitements suivis depuis des mois n'ont rien modifié à la situation. Cyanose de la face, très marquée aux oreilles, essoufflement au moindre effort, entraînant du chevrotement de la voix, troubles gastro-intestinaux avec débâcles diarrhéiques. Grande dépression physique et morale.

Voilà certes un cas non moins sérieux que le précédent : la néphrite, les troubles circulatoires, la congestion de la base gauche du poumon constituent évidemment des menaces fort graves.

Dès la fin de la troisième semaine de traitement l'urine du malade ne contenait plus d'albumine. Les premières injections de sérum modifié amenèrent une sédation remarquable de tous les signes : la cyanose était remplacée par une rougeur de la face; la dyspnée d'effort très amendée. Vers la fin de la seconde semaine de traitement, alors que tous les symptômes accusaient une détente, l'œdème des membres inférieurs reprit de plus belle, les urines se firent rares, la dyspnée reparut et les nuits redevinrent mauvaises. Aux deux bases s'entendaient à chaque inspiration des bouffées de râles fins et serrés, en même temps que tous les autres signes étaient revenus. Cette situation dura une huitaine de jours puis s'amenda rapidement. Au malade qui s'était de nouveau alité je permis alors de se lever, de manger de la viande, de boire du vin et de saler ses aliments. Il n'y eut par la suite que peu d'incidents, consistant en troubles dyspeptiques, bronchite légère, diarrhées passagères. L'absence d'albumine fut à nouveau constatée, après qu'une trace appréciable fut réapparue vers la fin du second mois de traitement. Le malade actuellement sort et dépense une activité relative, alors qu'il était auparavant et absolument un infirme voué à une mort prochaine.

Cette observation montre que les injections d'un auto-sérum modifié peuvent provoquer, au niveau des tissus en cause, un travail réactionnel original, qui se manifeste précisément par le retour des signes eux-mêmes de la maladie. Je n'ai jamais vu de cas où cette réaction ait paru nuisible : elle précède au contraire une amélioration notable et, lorsqu'elle est franche, elle est alors souvent courte et par la suite son utilité apparaît manifeste.

Je ne citerai ici que ces deux observations de cardiopathies; dans la première seule d'ailleurs, il s'agissait d'une cardiopathie pure, la seconde se rapportant à un état fort complexe pour lequel l'étiquette de cardiosclérose était beaucoup trop étroite. Sur l'ensemble des malades que j'ai traité ainsi, il y en avait un certain nombre dont le cœur, entre autres, était plus ou moins touché : je n'ai pas souvenir d'un seul qui n'ait vu l'état de son cœur s'améliorer au cours du traitement.

III. — *Néphrite ancienne avec grosse albuminurie.*

Mme B..., 38 ans, est accouchée il y a onze ans d'un enfant actuellement vivant, mais malingre et anémique. Après la naissance de son enfant, elle « ne se remit pas ». On constate alors dans l'urine la présence d'albumine dont la quantité, irrégulièrement, ne fit que s'accroître. Actuellement et depuis plusieurs années, on note des dosages variant de deux à trois grammes et jusqu'à huit grammes par litre : albumine dense, tombant en purée grisâtre au fond du tube à essai. A plusieurs reprises sont survenues des crise fort pénibles, obligeant la malade à garder le lit et caractérisée surtout par une dyspnée violente avec tachycardie et mauvais état du tube digestif. C'est à l'occasion d'une de ces crises que je vois la malade pour la première fois. Elle présente un véritable affolement du cœur, de l'inspiration rude dans toute la hauteur des deux poumons et des râles fins aux deux bases. Grande pâleur habituelle, asthénie, dégoût du régime lacté longtemps suivi. Chose singulière, la malade qui, dans les premières années de sa maladie, était tourmentée continuellement par de violents maux de tête n'en souffre plus maintenant que très rarement.

La crise apaisée, nous commençons une première série d'injections d'un auto-sérum qui est remarquablement supporté. J'insiste sur ce point, car on pourrait croire qu'il est délicat de toucher à ce genre de malades tout autant avec un auto-sérum qu'avec pour ainsi dire n'importe quelle autre médication active : il n'en est rien et, contrairement à ce qui s'est passé dans le cas rapporté par l'observation précédente, je n'ai même pas observé de phénomènes réactionnels, soit du côté pulmonaire, soit du côté rénal. Le travail provoqué dans les foyers par l'introduction d'un auto-sérum ne se manifeste donc pas toujours et nécessairement par une recrudescence nouvelle des symptômes.

L'histoire de cette malade fut, par la suite, beaucoup plus simple que je ne l'escomptais. L'état général se modifia tellement vite qu'en six semaines l'aspect blafard de la face avait disparu ; la malade n'avait plus du tout l'air d'une malade. Les forces sont en partie revenues ; mais il persiste une certaine quantité d'albumine, relativement petite puisque à plusieurs reprises il fut constaté qu'il y en avait moins d'un gramme par litre. Il n'y eut plus de crises à proprement parler ; seulement quelques malaises et indispositions passagères, imputables au mauvais état du tube digestif. Nous n'avons fait dans ce cas que trois séries différentes d'auto-sérums.

Il n'est donc pas douteux que, dans l'avenir, des malades à qui la thérapeutique courante ne réserve guère que des palliatifs fort minces et des régimes peu efficaces pourront être sinon guéris, du moins remarquablement améliorés par l'autosérothérapie modifiée.

IV. — *Polyadénite ancienne cervicale et sus-claviculaire.*

Mme S... est une jeune femme d'aspect lymphatique qui porte sous la peau de la région cervicale du côté droit une énorme tumeur bosselée dure comme du bois ; quelques noyaux aberrants sont perceptibles dans la région sus-claviculaire droite. A la base du cou une cicatrice gaufrée plus pâle que la peau. Douleurs fréquentes, gêne considérable. Le début remonte à une vingtaine d'années.

C'est là une forme d'infection bacillaire chronique peu modifiable habituellement ; les ponctions ne ramènent rien ; l'ablation est scabreuse, comme pour toute tuberculose locale.

L'observation de cette malade se résume en quelques mots : après un début brillant, amélioration lente, plus accusée à chaque nouvelle série. A deux reprises différentes et chaque fois après les premières injections d'une nouvelle série il se fit une fistulation — double la seconde fois — qui se ferma spontanément. A l'heure actuelle, après vingt mois de traitement pendant lesquels — avec quelques interruptions — il fut fait sept préparations différentes, le volume de la masse indurée est diminué des quatre cinquièmes. La déformation du cou n'est plus perceptible sous le col du vêtement ; la gêne n'existe plus. Par contre, la douleur n'a pas entièrement disparu : elle s'est atténuée et n'est plus aussi fréquente.

Ce qui fut remarquable dans cette observation — en outre du résultat — c'est la constatation qu'après avoir fait quelques piqûres d'une même préparation le volume infiltré demeurait stationnaire et n'avait plus guère de tendance à diminuer par la suite, même en insistant dans la prolongation d'une même série, comme je le fis à deux reprises. Pour obtenir un nouveau progrès, il fallait refaire une ou plusieurs injections originales. Cette remarque impose la conclusion qu'à la suite de l'introduction d'un auto-sérum il se fait dans les milieux organiques un équilibre nouveau qui ne peut être modifié que par une préparation neuve, faite en partant précisément de ce nouvel équilibre.

J'ai traité une dizaine de malades porteurs d'adénite : trois d'entre eux — tous des sujets jeunes avec des infiltrations récentes dont le début remontait de quatre mois à un an au plus — furent guéris rapidement, l'un d'entre eux avec une seule préparation.

Traitement par les auto-vaccins modifiés suivi ou non d'autosérothérapie.

Lorsque les infiltrats infectieux sont ouverts ou accessibles, il est souvent plus commode de faire plusieurs prises successives de produits pathologiques auxquels on peut appliquer les mêmes principes qu'au sang lui-même. Les résultats obtenus paraissent sensiblement les mêmes et c'est une chose remarquable de constater qu'un sujet qui n'est plus améliorable par un auto-vaccin modifié ne l'est souvent plus aussi par un traitement subséquent autosérothérapique.

V. — *Emphysème pulmonaire.*

T... âgé de 44 ans, contre-maître charpentier, est d'aspect robuste, fortement musclé, de très bonne santé en apparence, sans antécédents notables. Mobilisé en 1914, il fit en 1916, à la base droite une pleuro-pneumonie aiguë qui fut le point de départ de son histoire pathologique. Je le vois pour la première fois au début de 1919 : impossibilité de rester couché, marche difficile, poitrine pleine de gros râles humides et sibilants, forte matité au niveau des deux tiers inférieurs du thorax à droite ; cœur et urines normaux. Il se plaint d'oppression continuelle, exacerbée la nuit et aussi de la diminution des forces qui l'oblige à renoncer à son métier.

Depuis 1916 cet état n'a fait que s'affirmer malgré quelques répits insignifiants.

Le traitement amène un soulagement immédiat : le malade peut renoncer rapidement à une prise vespérale d'un gramme de théobromine qui lui permettait de somnoler quelques heures. En trois mois, après plusieurs retours momentanés des signes, la poitrine est devenue silencieuse. Il persiste un certain degré de matité à la base droite, alors qu'à plusieurs reprises auparavant j'ai constaté une sonorité parfaite. L'expectoration matinale est très faible, les forces revenues, l'oppression presque nulle. Le malade se croit guéri : il cesse tout traitement et passe un été sans incident. A l'automne, tout recommence, le patient présente exactement la situation du début de l'année. Nouvelle prise, nouvelle série d'injections, nouvelle sédation rapide. Actuellement l'état est de nouveau très satisfaisant.

J'ai traité un certain nombre d'emphysémateux parmi lesquels il n'en est pas un seul qui n'ait finalement retiré du traitement un bénéfice durable. On trouve chez eux les microbes les plus variés et quelques-uns finissent même par devenir des bacillaires : du point de vue bactériologique l'emphysème pulmonaire n'est qu'une tuberculose décapitée.

VI. — *Tuberculose pulmonaire à marche rapide.*

Voici un cas bien typique, avec bacilles nombreux dans les crachats. Le procès était sérieux et moins d'un an après son début bruyant il se termina par la mort.

Mme P.,. jeune femme d'une trentaine d'années, au moment où fut commencé le traitement avait depuis plusieurs mois de la fièvre hectique avec une infiltration ramollie de toute la hauteur du poumon droit. Le ramollissement en bloc d'un poumon entier n'est certes modifiable d'une façon marquée par aucun procédé connu. Le point intéressant ici fut, au cours d'une deuxième série — la première ayant été inefficace en apparence — une ventilation extraordinaire des râles humides qui, en avant et en arrière, du haut en bas, serrés et éclatants encombraient le poumon droit. A la fin du deuxième mois, il n'y avait plus de perceptible que quelques râles disséminés, étouffés et lointains. En même temps, grande amélioration de tous les signes, excepté de la température. Ce résultat inattendu dura à peine deux mois: il n'en est pas moins tout à fait significatif.

Bien entendu, dans des cas un peu moins difficiles, le succès peut s'obtenir plus marqué et plus durable: dans le cas précédent il s'agit de tuberculose subaiguë beaucoup moins favorable à n'importe quelle tentative thérapeutique que les bacilloses chroniques.

VII. — *Néoplasme rectal avec cachexie.*

Bien que la spécificité des tumeurs malignes ne soit pas dans son mécanisme définissable à l'heure présente, on peut dire que les cancéreux — tout au moins ceux chez qui la maladie est près de son terme ultime — sont des infectés. Chez eux, des microbes, on en trouve tant et plus même qu'on veut, soit au niveau ou dans les foyers eux-mêmes, soit aussi dans le sang. Cette constatation justifie l'application à de tels cas de l'autovaccinothérapie, associée à l'autosérothérapie. Les résultats furent ce que nos connaissances de l'évolution clinique des tumeurs malignes permettaient de prévoir: peu marqués chez les cancéreux jeunes, meilleurs et quelquefois fort brillants chez les malades âgés, c'est-à-dire, en règle, l'inverse de ce qui se passe pour les tuberculeux.

Mme S..., 52 ans, a présenté il y a quinze mois des phénomènes d'obstruction progressifs qui ont nécessité l'installation d'un anus

iliaque. Écoulement anal mucopurulent et quelquefois sanguino-
lent. Cachexie avec troubles multiples.

Bien que le cas soit défavorable nous avons pu obtenir un relèvement de l'état général, à plusieurs moments remarquable. L'état
local est peu modifié : diminution de l'écoulement et des douleurs;
l'obstruction persiste.

VIII. — *Néoplasme de l'estomac à marche lente avec accidents aigus d'intolérance gastrique.*

Il s'agit ici d'un vieillard de 72 ans qui, au cours d'une
néoplasie chronique, fut pris de douleurs incessantes avec
vomissements incoercibles rendant sa situation précaire.
La sédation fut très rapide et le relèvement de l'état général tel que l'entourage du patient, durant une année
entière, crut à la guérison.

Bien que les méthodes qui font l'objet de cette étude
n'aient pas la prétention de s'adresser à ce qu'il y a de
caractéristique dans les procès cancéreux, il y a lieu de
remarquer que, dans la plupart des cas traités par ces
procédés, les malades en ont retiré un bénéfice original.

Ne faut-il pas enfin considérer que l'autovaccinothérapie
et l'autosérothérapie modifiées ne sont évidemment pas
imperfectibles ? Telles que je les ai abordées, elles sou-
lèvent une foule de problèmes fort délicats que des
recherches ultérieures féconderont sans doute.

PARIS
IMPRIMERIE DE VAUGIRARD
H.-L. MOTTI, DIRECTEUR
152, rue de Vaugirard, 152

www.ingramcontent.com/pod-product-compliance
Lightning Source LLC
LaVergne TN
LVHW050427060726

842526LV00007B/2471